AF402136

Tc 11
369

T.C 369
II 11

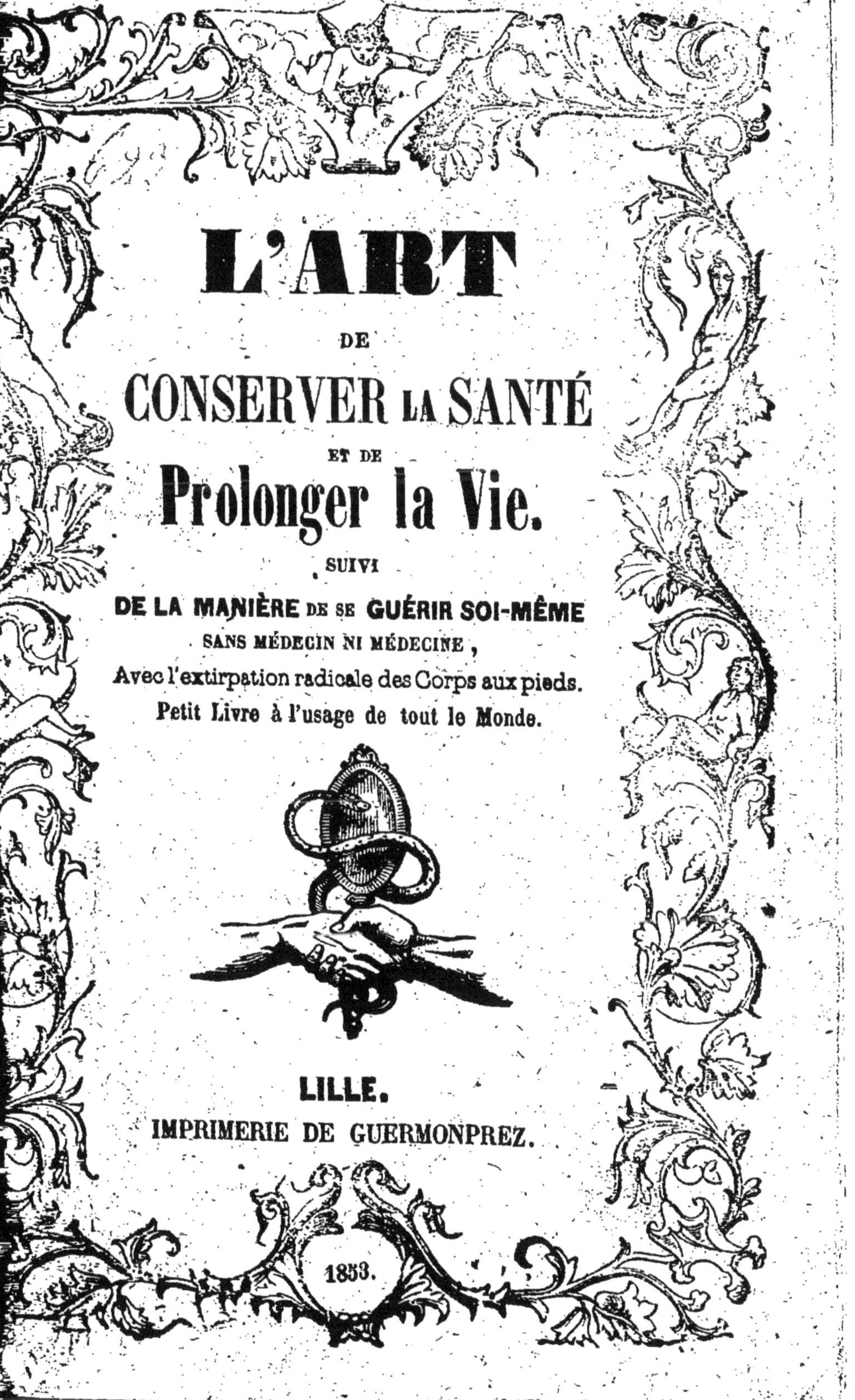

L'ART

DE

CONSERVER LA SANTÉ

ET DE

Prolonger la Vie.

SUIVI

DE LA MANIÈRE DE SE GUÉRIR SOI-MÊME

SANS MÉDECIN NI MÉDECINE,

Avec l'extirpation radicale des Corps aux pieds.

Petit Livre à l'usage de tout le Monde.

LILLE.

IMPRIMERIE DE GUERMONPREZ.

1853.

L'ART

DE CONSERVER LA SANTÉ

Et de prolonger la Vie,

L'on parviendrait à se passer du secours des médecins, si l'on étudiait avec soin l'art de conserver la santé. — Dr AUDIN.

Que votre premier médecin soit la nature. — VOLTAIRE.

Rien au monde n'est préférable au bien-être de la Santé. Pour la conserver, la rétablir, et même pour prolonger notre existence, il ne faut qu'écouter la voix de la nature.

Nos maux et nos douleurs sont toujours, ou presque toujours, notre ouvrage, car, en santé, nous ne nous donnons jamais la peine de nous bien connaître ; nous devons calculer l'effet de nos aliments, des boissons, l'influence de l'air que nous respirons, et des passions qui nous agitent.

Les anciens élevèrent des autels aux Dieux de la Santé, qu'ils regardaient, justement, comme le plus précieux des biens.

De tous temps, et chez tous les peuples, le premier besoin de l'homme fut de se bien porter. — Ils cherchèrent, surtout, le moyen de prolonger leur existence. — De fait, la mortalité n'était pas aussi précoce, dans l'antiquité, que de nos jours ; nous n'en voulons pour preuve que l'armure de nos pères, plus forts et plus vigoureux, que peu de cuirassiers de notre temps pourraient supporter. Voyez plutôt au Musée d'Artillerie.

Il en est, de la santé, comme du bonheur. — dit le docteur Audin que nous avons souvent consulté, — on n'en connaît le prix qu'après l'avoir perdue.

La bonne exécution des fonctions de tous nos organes et l'harmonie parfaite de toutes les parties de notre économie, voilà ce qu'on appelle la santé.

Pour vivre long-temps et heureusement, il est indispensable de suivre une bonne et saine hygiène.

L'on reconnaît qu'un homme est bien portant : à son teint vif et animé, à sa fraîcheur, à ses traits où se peigne le calme physique et moral, et à une démarche franche et assurée.

Celui qui se porte bien, est ordinairement gaie, doux, bienveillant.

Celui qui se porte mal, au contraire, est souvent farouche, vindicatif, haineux, intraitable, brusque pour ses amis, pour ses parents, pour sa femme, pour ses enfants, pour lui-même enfin. Il digère parfois très-difficilement, et le bonheur d'autrui le tourmente et le rend jaloux.

Pour se porter bien, il faut, d'abord, faire un choix convenable de ses aliments.

Nous ne pouvons faire un choix convenable de nos aliments que nous n'en connaissions les qualités.

Il y a les aliments solides tirés des végétaux et des animaux, les aliments fluides et les boissons.

Les aliments solides tirés des végétaux, sont les semences, les fruits, les feuilles, les tiges et les racines.

De toutes les parties de la plante, la semence est la mieux travaillée. Elle renferme une substance farineuse et un suc laiteux d'où on tire une huile douce, amie du corps humain, et propre à faire beaucoup de chyle, à adoucir les humeurs et à bien nourrir.

Le pain est le principal et le meilleur aliment. — Celui fait avec le froment est le meilleur au corps et le plus léger à l'estomac. — Le pain de seigle est laxatif et ràfraîchissant. Des parties du pain, la croûte est la plus aisée à digérer et la meilleure au corps. Aussi, ayez soin de faire bien cuire votre pain, la mie étant pesante et indigeste.

Les poids, les lentilles, les fèves, etc., etc., pèsent sur l'estomac et causent des obstructions au foi lorsqu'on en fait un usage trop immodéré.

Le ris, l'orge et le gruau sont humectants, adoucissants et restaurants, ils produisent de très bons effets.

Les noix, les amandes et les châteignes sont assez difficiles à digérer à cause de leur nature huileuse.

Les fruits d'été, comme les fraises, les framboises, les groseilles, les cerises, les abricots, les figues, les pêches, les poires, les pommes, rafraîchissent, humectent, calment le grand mouvement du sang, appaisent la soif et se digèrent facilement, lorsqu'ils sont bien murs et pris à petites quantités.

Les feuilles, les tiges et les racines sont bien moins nourrissants que les farineux, mais la laitue, la chicorée blanche, l'oseille, le pourpier rafraîchissent, humectent, lâchent le ventre et calment le sang.

Méfiez-vous des truffes, des champignons, l'ail pris en quantité, l'échalote, le poivre, le clou de girofle, la muscade et la moutarde.

Les poissons nourrissent peu et relâchent.

Les animaux jeunes produisent un suc fort doux, mais sont peu nourrissants.

Le lait est l'aliment le plus salutaire pour les personnes faibles, pour les estomacs languissants et pour les enfants.

Les œufs frais doivent être mangés mollets, pour être adoucissants. Durs, ils sont excitants.

L'eau de rivière, si l'on pouvait toujours s'en procurer, est la plus saine et la meilleure à boire, parce qu'elle est continuellement battue par son mouvement, et qu'elle est purifiée par le soleil.

Ne faites pas trop cuire votre pot-au-feu, femmes de ménage, si vous voulez avoir un bouillon et un bouilli restaurants.

Méfiez-vous des épices. — Les aromates, les essences et les piments corrigent les défauts de quelques aliments et rendent la digestion plus facile, mais quand l'on s'en sert pour relever et pour exciter l'appetit, ils deviennent pernicieux, car l'appétit excitée par la qualité et la diversité des ragouts, est un appetit trompeur, qui engage à manger plus qu'il ne faut, ce qui cause des indigestions, des indispositions fréquentes, et souvent même de très - grandes maladies qui conduisent au marasme et à la mort. — L'habilleté des cuisiniers de nos jours contribue beaucoup à abreger la vie de leurs maîtres.

Le moyen de se conserver en santé, est donc de vivre d'aliments simples ou modérément assaisonnés, et de ne prendre que la quantité convenable à son âge, aux forces de son estomac, à la saison où l'on est, à son sèxe, à son tempéramment, et surtout à la dissipation que l'on fait, car c'est un défaut d'en prendre trop, comme de ne pas en prendre assez.

On reconnaît qu'on n'a pas pris trop d'aliments, lorsque l'estomac les digère bien, et qu'on est aussi agile et aussi léger après le repas qu'auparavant.

Suivez le proverbe : Qui boit et mange peu n'est jamais malade.

Il faut manger peu et souvent, est aussi un proverbe.

Les aliments âcres et tenaces, comme la patisserie, sont difficiles à digérer et produisent un chyle de mauvaise qualité.

L'usage immodéré des viandes salés, des végétaux acides et aromatiques, ainsi que des liqueurs spiritueuses, est plus propre à durcir et à racornir les parties du corps, qu'à leur fournir de bons sucres ; la digestion de ces aliments est difficile, et ils fournissent un sang âcre qui déchire les vaisseaux capillaires.

Lorsque vous changerez votre manière de vivre, faites-le peu à la foi et insensiblement.

Il faut observer de ne manger et de ne boire que lorsque la digestion des aliments du dernier repas est faite.

Deux repas, approchant d'égale quantité, est préférable à un seul dans lequel on mangerait comme dans deux.

Il vaut mieux bien dîner, et souper légèrement, que de diner légèrement et manger beaucoup à souper.

Comme les grands aliments épuisent les esprits, et affaiblissent par conséquent nos organes, il faut observer de se reposer quelques temps avant que de manger.

Comme la digestion dépend, en partie, de

la bonne préparation que les aliments reçoivent dans la bouche, il est de la plus haute importance de les bien briser avec les dents, (surtout ceux qui sont durs) et de les garder quelque temps, pour que la salive puisse mieux les pénétrer. — Ceux qui avalent à la hâte, sans mâcher, sont très-sujets à de nombreuses indigestions.

Lorsque l'estomac est en souffrance, veillez à adoucir votre régime, et surtout modérez-vous sur la nourriture.

Méfiez-vous de la bouche pâteuse le matin, et n'imitez pas ces ivrognes qui, sous prétexte de se la rincer, prennent l'habitude des liqueurs fortes. —Un bon verre d'eau, matin et soir, est un souverain remède.

N'ayez jamais d'indigestion, et vous ne serez pas malade. — Soyez sobre, et vous vivrez long-temps. — Suivez une règle invariable pour vos repas.

Ne mangez jamais la soupe que le soir ou le matin, et surtout ne la mangez pas trop chaude, c'est la source des dérèglements de l'estomac.

Lorsque vous vous sentez l'estomac chargé, des tristesses, des douleurs de tête, et que le cœur bat plus fort, ne recourez pas aux médecins, prenez une purgation, observez la diète, et tenez-vous le corps libre.

Ayez soin que votre boisson soit pure, surtout si vous prenez de l'eau tempérée d'une larme de vin, et variez un peu vos mets, car l'estomac est capricieux.

Un peu de thé, un peu de café, de temps à autre, n'est pas sans mal, cela torrifie les voies digestives, mais il ne faut pas en abuser, ni en prendre l'habitude.—L'habitude est une seconde nature, dit-on ; c'est vrai, excepté pour tout ce qui est abus.

L'eau pure et fraîche convient à tous les âges, à toutes les constitutions et dans toutes les indispositions.—L'eau de puits ne vaut rien. Celle des fontaines est meilleure. —Un médecin célèbre a dit, en mourant : « Je » laisse deux grands médecins, après moi, » c'est la Diète et l'Eau. »

De mauvaises digestions amènent un état cachectiques qui conduit à la tombe. — De bonnes, au contraire, remontent une constitution usée, donnent des forces à toute l'économie, et sont un grand point d'appui pour toutes les fonctions.

Les indigestions, les digestions lentes et pénibles, provoquent aussi l'engorgement du foi.—Guérissez-vous avec un purgatif et quelques lavements adoucissants et évacuants.

—Le meilleur purgatif est l'aloès pris par petite partie (10 à 12 grains de blé) dans les premières cueillerées d'aliments. C'est avec l'aloès que sont faits les grains de santé du docteur Franc si renommés depuis long-temps. C'est à la foi un moyen préservatif et curatif des indigestions, en débarrassant l'estomac des matières qui se sont accumulées dans le viscère et les poussent vers les voies inférieures sans léser cet organe.

La rhubarbe, dont le principe amer est ami de l'estomac, produit aussi de bons effets.

Aussitôt que vous n'êtes plus dans votre état normal, ne vous en affectez point : exercez-vous, consolez-vous, égayez-vous : l'homme n'est point fait pour l'inertie et la tristesse. Purgez, faites couler la bile, entraînez l'humeur viciée dans le canal des aliments, et vous aurez chassé votre mal comme un marteau chasse un clou. Puis frictionnez-vous de la tête aux-pieds pour rétablir l'équilibre.

Une bouchée de pain sec, le matin à jeun, agglomère les humeurs et les crudités de l'estomac, les font passer dans les voies digestives, et en atténue les effets dangereux. — Ce moyen est préférable à toutes lés liqueurs quelconques.

Levez-vous matin, couchez-vous de bonne heure, et surtout ne dormez pas dans la journée, celà donne des obstructions au foie.

Que votre chambre soit ouverte pendant la journée, et tâchez d'y laisser pénétrer le soleil du matin.

Une couche plutôt dure que molle, — un exercice modéré, — le calme de l'âme, — la sobriété, — des aliments sains et de facile digestion, — des boissons peu excitantes, — l'usage des bains et la promenade après le travail, voilà l'hygiène à suivre.

Évitez de prendre des bains de pied, si vous avez des varices.

Les bains sont contraires aux vieillards, aux poitrinaires, aux personnes sujettes aux hémorroïdes, aux personnes replètes et aux cacochymes.

Les corps laineux, sur la peau, sont, à eux seuls, capables de prévenir ou d'arrêter un grand nombre de maladies dans leur marche.

Lorsque l'intérieur du corps n'est pas dans de bonnes dispositions, et que, par conséquent, on a besoin de raffraichissants, on le reconnaît à l'altération des urines, à sa quantité, à son sédiment, à sa couleur, son odeur et dans sa consistance. — Le jus de carotte, et l'eau de graine de lin, sont les meilleurs rafraîchissants.

Lorsque la vessie est irritée par la gravelle ou une pierre quelconque, l'on trouve au fond du vase une humeur visqueuse en forme de glaires.—Il est temps de suivre un régime.

Dans l'état naturel de santé, la couleur de l'urine est jaunâtre et presque semblable à la couleur du citron, son odeur est fâde, son goût est salé, sa chaleur est tempérée et elle a la fluidité de l'eau commune.

Le travail et l'étude de la nuit affaiblissent la santé. — Le sommeil tranquille et non interrompu est le meilleur. — Le sommeil inquiet, agité, et souvent interrompu, non-seulement ne rétablit point les forces, mais empêche encore la transpiration et trouble les digestions.

L'exercice et l'habitude sont deux choses qui doivent régler la durée du sommeil. — On doit dormir de 6 a 7 heures.

Le sommeil modéré rend l'esprit et le corps légers. — Si l'on dort trop, on devient lourd, pesant, et l'esprit peu propre au travail.

Autant le sommeil est utile a la santé, autant la veille immodérée y est préjudiciable. Elle peut occasionner de grands désordres en l'économie animale, par l'épuisement des esprits et des parties fluides du sang dont elle est cause. Ainsi, la modération dans la veille, comme dans le sommeil, est nécessaire à la santé.

Autant que possible, ne couchez pas dans des endroits renfermés, petits, humides, et échauffés par des poêles. — Surtout ne couchez jamais dans des ateliers.

Pour dormir, on doit observer que rien ne soit serré autour de soi, de se mettre sur un des côtés, d'avoir la tête un peu élevée et le corps fléchi.

La vie sédentaire et oisive est sujette à beaucoup plus d'indispositions que celle où l'on se donne du mouvement et de l'exercice.

La suppression ou la rétention et l'évacuation trop abondante des urines, des hémérroïdes habituelles, de la transpiration, des règles, sont nuisibles à la santé; il faut sagement aider la nature.

Il est dangereux d'arrêter ou de retenir les excréments lorsque la nature nous avertit de les rendre.

N'urinez jamais, le matin en vous levant,

sans avoir fait quelques pas dans la chambre, cela prédispose à des dépôts dans la vessie.

Frictionnez-vous, le matin en vous levant, avec la paume de la main, un morceau de laine, ou une brosse légère ; cela fait ouvrir les pores de la peau et procure la sortie de l'humeur de la transpiration grossière et parfois croupie.

Prenez de bonne heure, et quittez tard, les vêtements d'hiver.

Ne passez jamais subitement d'un air chaud à un air froid sans précaution.

Ne buvez pas trop chaud lorsque vous avez froid. — Ne buvez pas trop froid lorsque vous avez chaud ou lorsque vous avez parlé trop long-temps.

La difficulté de rendre les excréments stercoraux altère la santé — On doit donc en chercher la cause pour la détruire par le regime et aider la nature à les rendre une ou deux fois par jour, par le moyen des layements, dont il ne faut pas, cependant, faire un usage trop habituel.

Pendant les règles, ou a leur approche, le sexe doit avoir soin de ne pas se faire saigner, d'éviter les choses qui pourraient lui faire peur , et de point mettre les pieds ni les mains dans l'eau froide.

Les passions violentes dérangent la santé. Il est très important de les éviter et de tâcher de n'en avoir que de douces et de modérées.

Les exhalaisons corrompues, mettalliques, sulfureuses , sont très préjudiciables à la santé, ainsi que les endroits renfermés, ceux où l'on prépare le plomb et où l'on remue les terres et le fumier, à cause des exhalaisons qui s'en échappent.

Méfiez-vous des changements subits de l'air, ils sont fort dangereux à la santé. C'est d'eux que vient le grand nombre de maladies qui règne au commencement du printemps et aux approches de l'hiver. — Les saisons où l'air est plus tempéré , sont le printemps et l'automne. — Les gaz délétères des bois , des champs, des jardins, sont les plus utiles opérateurs que l'homme doive , l'été, aux bienfaits de la nature

De l'air, de l'air à vos demeures. — L'air et l'au sont les moteurs de notre existence. La propreté et la simplicité en sont les auxiliaires.

Un air pur, dit un auteur fécond, une nourriture saine et simple, les exercices du corps, l'ordre dans toutes les actions , le spectacle de la nature, communiquent à l'âme du repos, de la sérénité et de la gaité, et favorise toutes les fonctions de notre économie.

Préservez-vous du froid à la poitrine et aux organes génitaux.

N'arrêtez jamais la transpiration, cela peut vous procurer de grands maux. — Provoquez-la, au contraire. — Les exhalaisons du corps sont la santé de l'âme.

L'approche d'un grand feu est nuisible à la santé. — Le corps ne peut supporter, sans souffrir, que la chaleur du soleil, devant lequel le monde devrait s'incliner.

Les fortes chaussures, et les chaussures fourrées, sont les meilleures, ainsi que les coiffures légères. — Il y a long-temps qu'Hippocrate a dit : « Ayez toujours la tête fraîche » et les pieds chauds. »

Si vous avez des hémorroides, conservez-les comme un présent du ciel, car elles préservent de bien des maladies.

L'on peut mourir par excès de force, mais l'on n'est jamais malade par une diète modérée.

Lorsqu'on se trouve indisposé, le premier remède c'est la diète ; le deuxième, c'est le repos, et le troisième c'est l'eau.

L'on se dit quelquefois, en parlant d'un individu qui fait des excès de tous genres , et qui a bonne mine : « C'est étonnant comme il se porte bien. » Ne vous y fiez point, il s'use, et tôt ou tard les maladies seront d'autant plus terribles, chez lui , qu'elles deviendront vite chroniques.

Méfiez-vous des points de côtés , des rhumes négligés et des sueurs rentrées , ils engendrent toutes sortes de maladies incurables.

L'homme tranquille, qui ne se donne pas de mouvement, est susceptible aux empâtements du sang, aux congestions du cœur et aux affections billeuses. « La vie sobre et l'exercice, dit Hippocrate, entretiennent la santé. — Soyez donc tempérants et grands marcheurs. surtout un peu après vos repas et au grand air, ce qui fortifie le système musculaire.

Ne vous faites jamais saigner, car le sang, c'est l'âme , et ce n'est pas prolonger la vie que d'en détruire ou d'en affaiblir la source.

Deux purgations valent une saignée. Elles en ont les avantages sans les inconvénients.

Surtout, pas de sangsues, car ces misérables bêtes vous prennent le meilleur de votre sang. — Tous les animaux ont l'instinct de la conservation, et il est impossible que la sangsue, aimant le sang par nature, aille nous tirer nos humeurs pour se nourrir. — Une purgation vaut quinze sangsues.

L'affection du moral est souvent le plus grand de tous les maux. « Repoussez, dit le docteur Audin, repoussez constamment les idées sombres en mélancoliques. La douce et consolante espérance est le vrai chemin du bonheur et de la santé. »

Il faut avoir peur de la peur, dit-il encore.

User sagement de la vie, voilà le bien.— En abuser, voilà le mal.

Presque toutes les maladies, dit-il toujours, proviennent des abus de jeunesse. — Demandez aux mourants !.... »

Tempérance, sobriété, abstinence des liqueurs spiritueuses, propreté, exercice fréquent, respiration d'un air pur, promenades à la campagne; modération en travaux, en repos, en plaisirs de toute espèce, réserve la plus grande dans l'usage des médicaments internes, surtout le calme de l'âme et la paix du cœur, sont les seuls moyens de se bien porter et de vivre long-temps heureux.

Frictionnez-vous, frictionnez vos enfants.— J'ai toujours guéri les miens de leurs chutes ou de leurs maux, par de petites frictions sèches.

Il suffit, aux trois quarts des malaises et même des maladies des ouvriers, des employés, de ceux enfin qui travaillent beaucoup : de quelques jours de repos, de quelques bains entiers, d'un peu de diète, d'une purgation et de quelques frictions sèches, pour les rétablir entièrement.

Un verre de jus de cresson pillé, tous les matins à jeun, pendant le printemps, épure le sang, chasse les biles et nettoie les voies digestives. On peut y ajouter de la laitue et de la chicorée sauvage. — Ce moyen peut exempter de maladies pendant l'année entière.

La meilleure emplâtre, la moins chère et la plus facile à trouver, pour faire venir l'humeur à une chûte, à des boutons, à un clou, à un furoncle, c'est l'Onguent de Mer.

La meilleure manière de rétablir la circulation du sang, de faire fondre les ampoulles, de faire partir les érésipèles simples, les maux de tête, migraines, etc., etc., est une compresse d'eau sédative ou d'eau de vie camphrée sur la partie malade, en se maintenant le ventre libre.

Le principe de toutes nos maladies a son siége dans le canal intestinal, et c'est par la purgation seule qu'on doit l'attaquer

N'oubliez pas , dit le docteur Audin, que le sang est la partie la plus pure de notre économie animale, que c'est le résultat de toutes les élaborations des voies digestives, le principe de nos forces vitales, et que, dans quelque circonstance que votre état de maladie vous place , l'écoulement passif du sang est toujours une perte irréparable et incalculable.

Pour faire diète , il faut s'abstenir de corps gras. laitage, ragouts, patisseries, etc.— Mangez peu et souvent, car le corps ne doit jamais être vide, et surtout des potages aux herbes, oseille cuite , cresson , chicorée, carotte. eau pure ou vin trempé de beaucoup d'eau.

La propreté des oreilles est bien recommandée par l'hygiène, car l'humeur qui s'amasse dans le conduit auditif forme un corps noir qui s'edurcit , qui empêche les vibrations de parvenir jusqu'au timpan et peut causer la surdité et des désordres incalculables.

L'excès de sommeil et du repos diminue la force élastique des vaissaux.

On ne doit jamais se servir d'aucun baume au visage : ces sortes de remèdes occasionnent souvent l'érésipelle.

S'il vous arrive de vous faire une blessure

quelconque, ayez soin de prendre un vomitif ou un purgatif. — En évacuant les humeurs, on diminue les accidents, on facilite la suppuration, et on accélère le rétablissement.

Il n'existe pas de remèdes pour le mal de dents, (elles se gâtent parcequ'il y a surabondance d'humeurs en nos voies digestives. Le plus simple est de purger, puis de s'appliquer un grain de camphre sur la dent malade, et on en verra les bons effets. — Surtout, ne vous en faites jamais arracher, cela ébranle le cerveau, déchire les fibres capillaires et peut occasionner de grands ravages dans le système de la vue et de l'ouie.

Les bains froids, et particulièrement les bains de mer, le matin à jeun, ou le soir avant de se coucher, sont les remèdes les plus propres aux voix digestives et aux articulations; ils rafraîchissent, fortifient les nerfs et aident à la transpiration plus efficacement qu'aucun remède intérieur. Il ne faut pas en abuser.

Ne vous médicamentez pas éternellement, c'est exposer votre santé à la loterie. Suivez un régime, simple et rationnel, qui seul suffit pour enlever une maladie, même chronique.

Il se développe, chez certains individus, des malaises internes qui, quoique non apparents, n'en sont pas moins réels , et que, dans le monde, on se borne à traiter d'imaginaires. Un régime alimentaire suffit.—Ne pass'en alarmer.

La seule coquetterie , chez la femme, consiste dans l'art de se bien porter.—La beauté n'existe pas sans la santé.

A vous, mères de famille, qui avez une répulsion pour nourrir vos enfants à cause des gerçures du sein, faites fondre un peu de cire neuve dans de la pommade de concombre en l'imprégnant d'un peu d'extrait de saturne, et frottez-en le bout des seins , vous m'en direz des nouvelles.

Nourrissez vos enfants ! Nourrissez vos enfants!... Faites de vos filles des mères de famille et non des puits de sciences, ils embelliront les jours de leur maris et de leurs enfants, car la première étude est d'assurer leur bien-être corporel. — Moins de science, mais plus de santé!...

Lorsqu'un enfant est maladif, il faut, avant tout, ne pas satisfaire ses caprices et ses goûts bizarres. l'empêcher de manger des crudités, régler ses repas de substances nutritives et de facile digestion. — La diète convient peu aux jeunes gens, car ils ont besoin d'exercice.

Et vous, mères de famille, ne sanglez point

vos enfants, ils doivent être à l'aise dans leurs vêtements.—Surtout ne les mettez jamais coucher après avoir mangé, si vous voulez les avoir frais, vifs et vigoureux.

———

Ne vous serrez pas trop, jeunes filles; le corset est une invention du diable, et prédispose à tous les maux.

Le travail, l'exercice, la distraction, les bains, les courses à pied ou en charriot de campagne, sont plus forts et plus salutaires que toutes les préparations et les tisanes incendiaires que l'on donne aux jeunes filles à l'époque de leurs menstrues.

———

Soyez réguliers, maris, dans vos devoirs d'époux. — Soyez sobres, jeunes gens, dans les plaisirs de l'amour, et surtout craignez la goutte avec son affreux cortège.

Méfiez-vous des trop grandes jouissances corporelles autant que des passions véhémentes et des fortes émotions, elles engendrent les anévrismes, les hémorragies, les affections du foie et l'apopléxie. — Les passions sont le fléau de notre vie.

———

Aux jeunes gens des deux sèxes —La trop grande dissipation des esprits animaux ou de la liqueur génitiâle, soit par des moyens naturels ou surnaturels , affaiblit l'estomac, ôte l'appétit , produit la lassitude , la débillité, la maigreur, le desséchement, la perte de la vue, ébranle le cerveau; toutes les parties languissent, l'on tombe dans l'épilepsie, dans la consomption, dans le marasme, puis la mort arrive avec son affreux cortège.

MAGNÉTISME DE LA MAIN.

—

Voulez-vous, par le magnétisme de la main, vous guérir de toutes vos affections du corps, suivez mon précepte, et vous bénirez le professeur :

Appuyez votre main droite ou votre main gauche, mais préférablement la droite, sur la partie malade ou en souffrance. — Laissez-la un instant, jusqu'à ce qu'il y ait communication et même degré de chaleur. — Ensuite , tournez légèrement , puis en augmentant , jusqu'à ce que la partie soit bien échauffée.— Alors, chassez la douleur , en appuyant fortement, et en glissant ; vers les extrémités du membre ou de la partie malade. — Recommencez chaque fois que les douleurs se fera sentir. — Ne vous lassez pas , elles finiront par devenir moins vives, les périodes seront moins rapprochées , et elles disparaîtront radicalement, et pour toujours.

MOYEN DE GUÉRIR RADICALEMENT
Les Cors, Durillons, Oeils-de-perdrix.

—

Beaucoup de personnes ont l'habitude de couper ou de limer leurs cors ; c'est tout le contraire, qu'il faut faire, car plus on les coupe, plus ils repoussent, durcissent, et font souffrir — Pour vous en débarrasser promptement et sans frais, arrachez-les avec les ongles, de la manière suivante : « Pendant huit à dix jours consécutifs, le soir, avant de vous coucher, mettez-vous les pieds à l'eau chaude, l'espace de 20 minutes au moins. Quand les cors seront bien attendris, arrachez, avec le bout des ongles, tout ce que vous pourrez de dessus. La huitième ou la dixième fois que vous mettrez les pieds à l'eau, vous retirez, sans beaucoup de peine, la corne qui s'y trouve. » — Mais ce n'est pas tout, si vous en restiez là, ils reviendraient comme par le passé. Voici donc le moyen de les empêcher de revenir jamais : « Appliquez-y, le soir, avant de vous coucher, une feuille de joubarbe (cette plante est très commune, elle pousse sur les toits et se trouve chez tous les pharmaciens) que vous aurez mis tremper, 4 jours d'avance, dans du bon vinaigre ; enveloppez le tout d'un linge, en ayant soin de fixer la joubarbe sur le corps, mettez-vous au lit, et évitez les mouvements qui pourraient déplacer l'appareil ; il est essentiel qu'il reste toute la nuit. Le matin, défaites tout cela et allez à vos occupations. Le soir, avant que de vous recoucher, remettez une nouvelle feuille de joubarbe, comme le jour précédent. Continuez ainsi pendant 8 jours, et vous êtes guéri pour toujours. » — Pour les durillons et œils de perdrix, on met du lierre trempé comme la joubarbe. — Depuis cinq ans j'enseigne ce moyen à mes amis et connaissances, et ceux qui l'ont fait exactement comme je viens de le dire, ont été débarrassés pour toujours de cette incommodité insupportable.

—

Voici un autre moyen, plus expéditif, et qui ne serait pas à dédaigner, s'il n'était pas si violent, comparativement à la douceur de celui qui précède : — « Le soir, en vous couchant, vous appliquez sur le cors une pincée d'allun pulvérisé et détrempé d'une goute de vinaigre, vous vous entortillez le doigt avec un linge que vous enlevez le lendemain matin, puis vous appliquez un peu de bonne cire à cacheter toute brulante. Lorsque la cire est entièrement refroidie, la racine du cors se détache avec et vient facilement à la main. » Comme vous le voyez, on souffre un peu, mais on est guéri pour toujours.—Il y a compensation.

AGE.	DURÉE DE LA VIE		AGE.	DURÉE DE LA VIE		AGE.	DURÉE DE LA VIE	
ans.	ann.	m.	ans.	ann.	m.	ans.	ann.	m.
0	8	0	29	28	6	58	12	3
1	33	0	30	28	0	59	11	8
2	38	0	31	27	6	60	11	1
3	40	0	32	26	11	61	10	0
4	41	0	33	26	3	62	10	0
5	41	6	34	25	7	63	9	6
6	42	0	35	25	0	64	9	0
7	42	3	36	24	5	65	8	6
8	41	6	37	23	10	66	8	0
9	40	10	38	23	3	67	7	6
10	40	2	39	22	8	68	7	0
11	39	6	40	22	1	69	6	7
12	38	9	41	21	6	70	6	2
13	38	1	42	20	11	71	5	8
14	37	5	43	20	4	72	5	4
15	36	9	44	19	9	73	5	0
16	36	0	45	19	3	74	4	9
17	35	4	46	18	9	75	4	6
18	34	8	47	18	2	76	4	3
19	34	0	48	17	8	77	4	1
20	33	5	49	17	2	78	3	11
21	32	11	50	16	7	79	3	9
22	32	4	51	16	0	80	3	7
23	31	10	52	15	6	81	3	5
24	31	3	53	15	0	82	3	3
25	30	9	54	14	6	83	3	2
26	30	2	55	14	0	84	3	1
27	29	7	56	13	5	85	3	0
28	29	0	57	12	10			

Table des Matières.

BIBLIOTHÈQUE IMPÉRIALE IMPR.

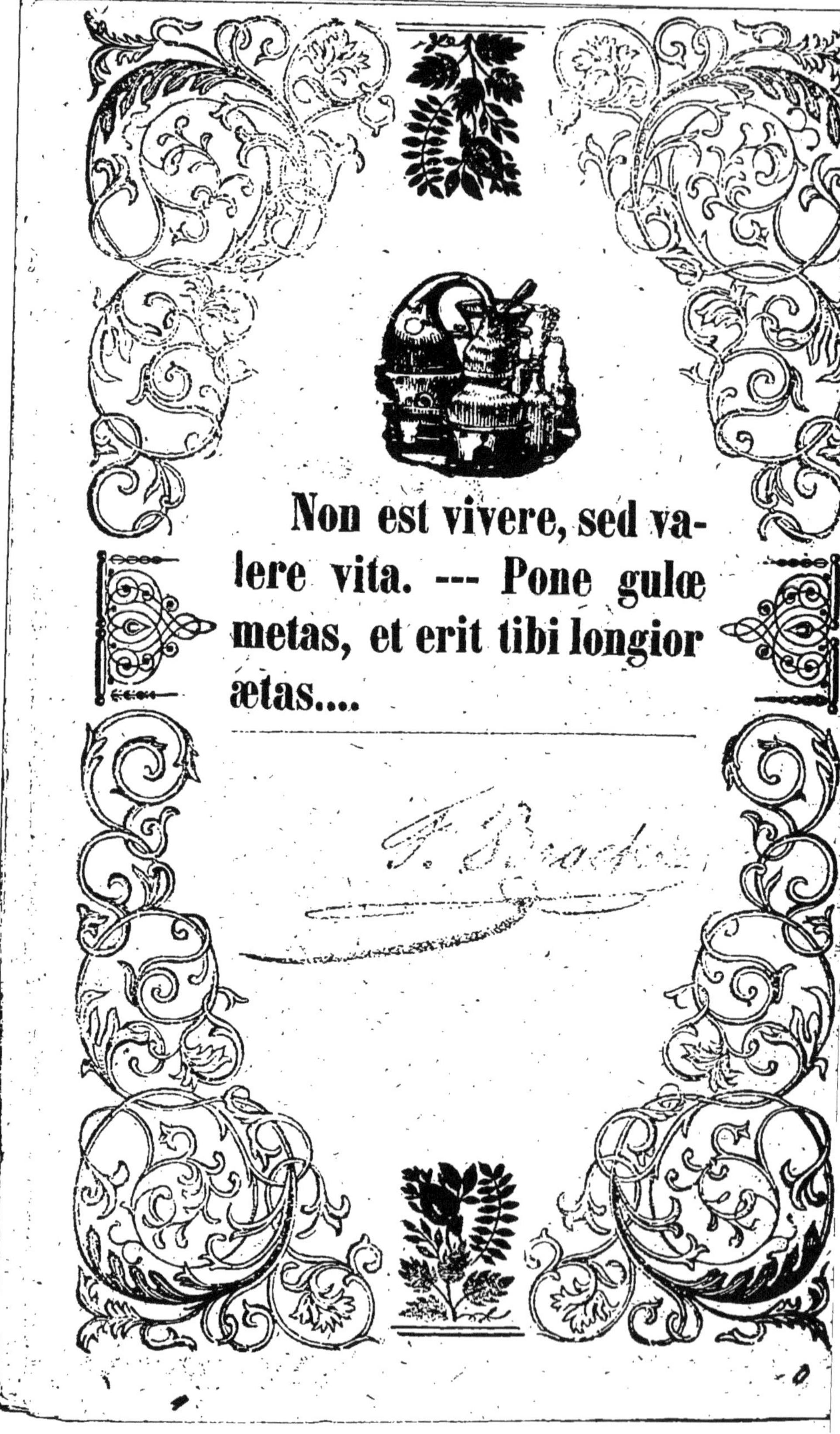
Non est vivere, sed va-
lere vita. --- Pone gulœ
metas, et erit tibi longior
ætas....

BIBLIOTHEQUE NATIONALE DE FRANCE

3 7531 03987495 4

www.ingramcontent.com/pod-product-compliance
Ingram Content Group UK Ltd.
Pitfield, Milton Keynes, MK11 3LW, UK
UKHW022348120726
13694UKWH00004B/1762